"Enigmi nel Bagno: Risolvi il Mistero Mentre Fai la Cacca"

Sommario

Benvenuto in "Enigmi nel Bagno: Risolvi il Mistero Mentre Fai la Cacca"! Questo libro ti invita a un'esperienza unica di intrattenimento e sfida intellettuale, tutto mentre ti concedi un momento di relax nel luogo più personale della casa. Preparati ad affrontare una serie di enigmi e misteri avvincenti, pensati appositamente per trasformare il tuo tempo sul trono in un'avventura intellettuale.

Chi l'avrebbe mai detto che dietro la porta del bagno si nascondono segreti intriganti e sfide mentali da superare? "Enigmi nel Bagno" trasforma il tuo momento di tranquillità in un'occasione per stimolare la tua mente, risolvere puzzle appassionanti e scoprire nuovi orizzonti di pensiero creativo.

Ogni enigma è stato selezionato con cura per offrire una varietà di sfide, dalla logica alla deduzione, dal calcolo al pensiero laterale. Che tu sia un appassionato di enigmi o semplicemente cerchi un modo divertente per rendere più interessante il tuo tempo in bagno, questo libro è progettato per soddisfare la tua sete di sfide mentali.

Sfoglia queste pagine mentre ti concedi un po' di meritato riposo, immergendoti in enigmi ingegnosi che ti faranno sorridere, riflettere e, naturalmente, mettere alla prova la tua astuzia. Che tu sia un esperto risolutore di enigmi o un principiante alla ricerca di un passatempo intrigante, "Enigmi nel Bagno" è qui per trasformare il tuo momento privato in un'avventura mentale indimenticabile.

Preparati a risolvere, rilassarti e ridere mentre immergi te stesso nel mondo affascinante degli enigmi - tutto questo mentre ti godi il tuo trono personale. Buona lettura e buon divertimento nella scoperta dei misteri nascosti nel luogo più inaspettato!

Capitolo 1: Viaggio nel Tempo del Bagno

Benvenuto in un viaggio senza tempo, dove la tua toilette diventa una macchina del tempo. Preparati a risolvere enigmi che ti porteranno indietro e avanti nella storia, attraverso epoche affascinanti e avvenimenti memorabili. Mentre ti accomodi sul trono, immergiti in una lezione di storia come nessun'altra.

Enigma 1: L'Antico Egitto misterioso

Sono fatto di pietra, ho una testa di leone, ma il mio corpo è di uomo. Sono spesso associato a enigmi e segreti. Chi sono?

Enigma 2: Il Rinascimento e le Arti Nobili

Ho dipinto il quadro più famoso del mondo, una donna sorridente che tutti riconoscono. Chi sono e qual è il nome del mio capolavoro?

Enigma 3: Guerre Mondiali e Strateghi Militari

Durante la Seconda Guerra Mondiale, quale Paese è stato famoso per l'utilizzo di una macchina crittografica chiamata Enigma?

Enigma 4: La Rivoluzione Industriale e le Macchine del Cambiamento

Sono un famoso inventore della Rivoluzione Industriale e la mia invenzione ha rivoluzionato il modo in cui le persone vivono e lavorano. Chi sono e cosa ho inventato?

Enigma 5: Il Viaggio sulla Luna e l'Esplorazione Spaziale

Qual è stata la missione spaziale che ha portato il primo uomo sulla Luna, e chi è stato il primo uomo a camminare sulla sua superficie?

Enigma 6: Il Medioevo e i Cavalieri Erranti

Sono un leggendario re arturiano e il mio nome è spesso associato a una famosa spada. Chi sono e qual è il nome della mia spada?

Enigma 7: L'Antica Roma e l'Impero Glorioso

Sono un famoso gladiatore romano noto per la mia forza e coraggio. Chi sono e cosa sono solito portare in mano nell'arena?

Enigma 8: L'Età dei Vichinghi e le Rotte Navigabili

Ho guidato una spedizione vichinga verso nuove terre e il mio nome è associato a un continente. Chi sono e quale continente ho scoperto?

Enigma 9: La Rivoluzione Francese e i Diritti dell'Uomo

Ho scritto la Dichiarazione dei Diritti dell'Uomo e del Cittadino durante la Rivoluzione Francese. Chi sono e qual è il mio contributo alla storia?

Enigma 10: L'Età della Pietra e le Origini dell'Umanità

Sono uno strumento di pietra utilizzato dagli uomini preistorici per cacciare e difendersi. Di cosa si tratta?

Enigma 1: L'Antico Egitto misterioso

Risposta: La Sphinx (Sfinge)

Enigma 2: Il Rinascimento e le Arti Nobili

Risposta: Leonardo da Vinci

Nome del capolavoro: La Gioconda (o Monna Lisa)

Enigma 3: Guerre Mondiali e Strateghi Militari

Risposta: Germania

Macchina crittografica: Enigma

Enigma 4: La Rivoluzione Industriale e le Macchine del Cambiamento

Risposta: James Watt

Invenzione: La macchina a vapore

Enigma 5: Il Viaggio sulla Luna e l'Esplorazione Spaziale

Risposta: Apollo 11

Primo uomo sulla Luna: Neil Armstrong

Enigma 6: Il Medioevo e i Cavalieri Erranti

Risposta: Re Artù

Nome della spada: Excalibur

Enigma 7: L'Antica Roma e l'Impero Glorioso

Risposta: Spartacus

Solito portare in mano nell'arena: Una spada (o un gladio)

Enigma 8: L'Età dei Vichinghi e le Rotte Navigabili

Risposta: Leif Erikson

Continente scoperto: Nord America

Enigma 9: La Rivoluzione Francese e i Diritti dell'Uomo

Risposta: Thomas Jefferson

Contributo alla storia: Scrittura della Dichiarazione dei Diritti dell'Uomo e del Cittadino

Enigma 10: L'Età della Pietra e le Origini dell'Umanità

Risposta: L'ascia di pietra

Capitolo 2: Sfida del Bagno Scientifico

Benvenuto nel capitolo scientifico più intrigante che il tuo bagno abbia mai visto! Preparati a immergerti nel mondo della scienza, dove la tua toilette diventerà il palcoscenico per risolvere enigmi legati a fisica, biologia e altri misteri scientifici. Siediti, rilassati e lasciati avvolgere dalla "Sfida del Bagno Scientifico".

Enigma 1: La Forza di Archimede

Immagina di essere in una vasca da bagno. Quanto pesa l'acqua che sposti quando entri nella vasca? Come si chiama il principio che spiega questo fenomeno?

Enigma 2: Il DNA Misterioso

Sono una molecola a doppia elica che contiene le istruzioni per la vita. Chi sono e qual è il mio acronimo?

Enigma 3: Il Teorema di Pitagora in Bagno

Immagina di avere una vasca da bagno perfettamente rettangolare. Se le due pareti più corte sono lunghe 3 e 4 piedi, quanto è lunga la parete opposta?

Enigma 4: Il Ciclo dell'Acqua nel Bagno

Descrivi il ciclo dell'acqua usando il bagno come metafora. Che cosa rappresenta il vapore acqueo?

Enigma 5: La Legge di Newton in Bagno

Se spingi una palla da tennis sott'acqua, cosa succede alla palla quando la lasci andare? Come si chiama la legge che spiega questo fenomeno?

Enigma 6: Il Suono nell'Acqua

Quando urli sotto l'acqua, perché sembra che il suono sia diverso? Qual è il termine scientifico per questo fenomeno?

Enigma 7: Il Bagno Termico

Se mescoli acqua calda e acqua fredda nella vasca da bagno, in che modo la temperatura dell'acqua cambierà? Spiega il principio scientifico coinvolto.

Enigma 8: Il Mondo Microscopico in Bagno

Immagina di poter vedere al microscopio i germi presenti nel tuo bagno. Cosa vedresti e quale ruolo svolgono i germi nella tua vita quotidiana?

Enigma 9: Il Potere del Sole nella Vasca

Se metti un oggetto nero al sole in una vasca da bagno, cosa succede all'oggetto? Spiega il principio di base dietro a questo fenomeno.

Enigma 10: Il Bagno Magnetico

Immagina di avere un magnete nel tuo bagno. Se avvicini il magnete a una barretta di ferro, cosa succede e qual è il principio coinvolto?

Enigma 11: L'Equazione delle Bolle di Sapone

Le bolle di sapone formano sempre una forma sferica. Qual è l'equazione scientifica che spiega questa forma?

Enigma 12: L'Effetto Venturi nella Doccia

Quando l'acqua scorre velocemente attraverso una piccola apertura, cosa succede alla sua pressione? Come si chiama questo fenomeno?

Enigma 13: Il Bagno e la Dilatazione Termica

Immagina che tu abbia una tazza di ceramica e la riempi d'acqua calda. Cosa succede alla tazza e perché?

Enigma 14: L'Elettrolisi in Bagno

Cosa succede se immergi due fili conduttori collegati a una batteria in una vasca da bagno? Spiega il fenomeno dietro questo processo.

Enigma 15: L'Esperimento del Pendolo in Bagno

Appendi un oggetto leggero al soffione della doccia e osserva come oscilla. Come influisce la lunghezza del filo sulla velocità delle oscillazioni?

Enigma 1: La Forza di Archimede

Risposta: L'acqua che sposti pesa quanto il volume del tuo corpo immerso nell'acqua.

Principio coinvolto: Principio di Archimede.

Enigma 2: Il DNA Misterioso

Risposta: Sono il DNA.

Acronimo: DNA sta per Acido Desossiribonucleico.

Enigma 3: Il Teorema di Pitagora in Bagno

Risposta: La parete opposta è lunga 5 piedi.

Principio coinvolto: Teorema di Pitagora.

Enigma 4: Il Ciclo dell'Acqua nel Bagno

Risposta: Il vapore acqueo rappresenta l'evaporazione.

Fenomeno coinvolto: Ciclo dell'acqua.

Enigma 5: La Legge di Newton in Bagno

Risposta: La palla risale in superficie.

Legge coinvolta: La legge di Archimede.

Enigma 6: Il Suono nell'Acqua

Risposta: Il suono sembra diverso a causa della maggiore densità dell'acqua.

Termine scientifico: Conducibilità acustica.

Enigma 7: Il Bagno Termico

Risposta: La temperatura si uniforma.

Principio coinvolto: Legge di conservazione dell'energia.

Enigma 8: Il Mondo Microscopico in Bagno

Risposta: Vedresti germi e batteri.

Ruolo dei germi: Svolgono vari ruoli, alcuni dei quali sono essenziali per la vita.

Enigma 9: Il Potere del Sole nella Vasca

Risposta: L'oggetto si riscalda.

Principio coinvolto: Assorbimento di energia solare.

Enigma 10: Il Bagno Magnetico

Risposta: La barretta di ferro verrà attratta verso il magnete.

Principio coinvolto: Attrazione magnetica.

Enigma 11: L'Equazione delle Bolle di Sapone

Risposta: L'equazione è superficie minima.

Enigma 12: L'Effetto Venturi nella Doccia

Risposta: La pressione dell'acqua diminuisce.

Fenomeno coinvolto: Effetto Venturi.

Enigma 13: Il Bagno e la Dilatazione Termica

Risposta: La tazza si dilata.

Principio coinvolto: Dilatazione termica.

Enigma 14: L'Elettrolisi in Bagno

Risposta: Si verifica l'elettrolisi dell'acqua, con formazione di idrogeno e ossigeno.

Fenomeno coinvolto: Elettrolisi.

Enigma 15: L'Esperimento del Pendolo in Bagno

Risposta: La lunghezza del filo influenza la velocità delle oscillazioni: maggiore è la lunghezza, minore è la frequenza delle oscillazioni.

Capitolo 3: Il Codice delle Lingue Nascoste

Benvenuto nel capitolo dedicato alle lingue misteriose e ai codici cifrati! Preparati a decifrare enigmi intriganti che ti porteranno in un viaggio attraverso linguaggi segreti e alfabeti criptati. Mentre siedi sul tuo trono,
Ecco le soluzioni agli enigmi scientifici del Bagno:

Enigma 1: Lingue Antiche Segrete

Quali di queste lingue antiche sono utilizzate come base per molte lingue moderne?

a) Sanscrito

b) Latino

c) Greco

Enigma 2: Il Codice Morse

Nel codice Morse, quale di queste rappresenta il segnale per la lettera "S"?

a) ···

b) ····

c) ··

Enigma 3: Alfabeti Segreti

Quali di questi sono esempi di alfabeti utilizzati per cifrare messaggi segreti?

a) Atbash

b) Katakana

c) Cyrillico

Enigma 4: Lingue Costruite

Quale di queste lingue è stata creata per una serie televisiva e libri fantasy?

a) Klingon

b) Swahili

c) Hindi

Enigma 5: Cifrari di Sostituzione

In un cifrario di sostituzione, ogni lettera nell'alfabeto viene sostituita con un'altra. Quale di queste è un esempio di cifrario di sostituzione?

a) ROT13

b) Caesar

c) Vigenère

Enigma 6: Linguaggi dei Segni

Quale di queste opzioni rappresenta una lettera nell'alfabeto della lingua dei segni americana?

a)

b)

c)

Enigma 7: Lingue Isolanti vs. Lingue Agglutinanti

Quali di queste lingue sono considerate principalmente agglutinanti?

a) Cinese

b) Giapponese

c) Turco

Enigma 8: Codici QR

Qual è lo scopo principale dei codici QR?

a) Memorizzare messaggi vocali

b) Codificare testi in braille

c) Archiviare informazioni in formato bidimensionale

Enigma 9: Il Gergo Segreto dei Criptologi

Qual è il termine utilizzato per il gergo segreto utilizzato dai criptologi?

a) Kryptospeak

b) Cryptolingo

c) Jargoncode

Enigma 10: Alfabeto Fonetico Internazionale

Qual è lo scopo principale dell'Alfabeto Fonetico Internazionale (IPA)?

a) Criptare messaggi segreti

b) Standardizzare la trascrizione fonetica

c) Creare nuove lingue artificiali

Ecco le risposte agli enigmi delle Lingue:

Enigma 1: Lingue Antiche Segrete

Risposta: b) Latino

Enigma 2: Il Codice Morse

Risposta: c) ··

Enigma 3: Alfabeti Segreti

Risposta: a) Atbash

Enigma 4: Lingue Costruite

Risposta: a) Klingon

Enigma 5: Cifrari di Sostituzione

Risposta: a) ROT13

Enigma 6: Linguaggi dei Segni

Risposta: b)

Enigma 7: Lingue Isolanti vs. Lingue Agglutinanti

Risposta: a) Cinese

Enigma 8: Codici QR

Risposta: c) Archiviare informazioni in formato bidimensionale

Enigma 9: Il Gergo Segreto dei Criptologi

Risposta: b) Cryptolingo

Enigma 10: Alfabeto Fonetico Internazionale

Risposta: b) Standardizzare la trascrizione fonetica

Capitolo 4: La Galassia degli Enigmi - Indovinelli Celesti

Benvenuto nella Galassia degli Enigmi, dove le stelle stesse ti sfidano a decifrare i segreti cosmici. Preparati a viaggiare attraverso sistemi solari di indovinelli, con solo l'inizio e la fine delle risposte da scoprire. Mentre ti accomodi per questa esperienza celeste, immergiti nell'universo affascinante della "Galassia degli Enigmi."

Indovinello 1

Nei miei occhi lucenti, vedi il passato e il futuro. Chi sono?

Risposta Risolutiva: La risposta è le S _ _ _ _ _ _.

Indovinello 2

Attraverso la galassia, sono una strada di luce. Come mi chiamo?

Risposta Risolutiva: La risposta è la V _ _ _ L _ _ _.

Indovinello 3

Giro intorno al sole, ma non sono una stella. Chi sono io?

Risposta Risolutiva: La risposta è un P _ _ _ _ _ _.

Indovinello 4

Sono una nuvola di gas e polvere, il luogo di nascita delle stelle. Come mi chiamo?

Risposta Risolutiva: La risposta è una N _ _ _ _ _ _ _.

Indovinello 5

Nel cielo notturno, sono la guida per i naviganti. Chi sono, sempre fissa e immobile?

Risposta Risolutiva: La risposta è la S _ _ _ _ _ P _ _ _ _.

Indovinello 6

Sono un mistero cosmico, con una forza così intensa che nulla può sfuggire a me. Chi sono?

Risposta Risolutiva: La risposta è un B _ _ N _ _ _.

Indovinello 7

Il gigante gassoso ha compagni luminosi. Quanti satelliti naturali conto?

Risposta Risolutiva: La risposta è 7 _.

Indovinello 8

Nella danza dell'anno, cambio le mie vesti da inverno a estate. Chi sono?

Risposta Risolutiva: La risposta è T _ _ _ _.

Indovinello 9

Sono frammenti di spazio che illuminano la notte. Come mi chiamo quando entro nell'atmosfera terrestre?

Risposta Risolutiva: La risposta è una M _ _ _ _ _ _ _.

Indovinello 10

Sono gli occhi dell'universo, al di là dell'atmosfera terrestre. Chi sono io?

Risposta Risolutiva: La risposta è H _ _ _ _ _.

Indovinello 1: L'Oracolo Stellare

Risposta Risolutiva: La risposta è le Stelle.

Indovinello 2: Le Vie Latte

Risposta Risolutiva: La risposta è la Via Lattea.

Indovinello 3: I Pianeti Erranti

Risposta Risolutiva: La risposta è un Pianeta.

Indovinello 4: La Nebulosa Danzante

Risposta Risolutiva: La risposta è una Nebulosa.

Indovinello 5: La Stella Polare

Risposta Risolutiva: La risposta è la Stella Polare.

Indovinello 6: I Buchi Neri

Risposta Risolutiva: La risposta è un Buco Nero.

Indovinello 7: Le Lune di Giove

Risposta Risolutiva: La risposta è 79.

Indovinello 8: Il Ciclo delle Stagioni Celesti

Risposta Risolutiva: La risposta è la Terra.

Indovinello 9: Le Meteore Cadenti

Risposta Risolutiva: La risposta è una Meteorite.

Indovinello 10: Il Telescopio Spaziale

Risposta Risolutiva: La risposta è Hubble.

Capitolo 5: Enigmi di Mistero

Benvenuto nel capitolo degli enigmi intriganti, dove ogni risposta è un mistero inesplicabile. Preparati a sfidare la logica e l'intuito con queste situazioni enigmatiche che ti lasceranno perplesso. Mentre ti immergi nel mistero, prova a risolvere questi enigmi apparentemente inspiegabili.

1.L'Enigma del Vento:

Viaggio senza sosta, senza sosta né tregua. Posso muovere navi, ma non ho vele. Chi sono?

Risposta Risolutiva: Il vento.

2.L'Indovinello delle Tre Porte:

Hai davanti tre porte. Dietro una c'è la libertà, dietro le altre due c'è la morte. Puoi fare una sola domanda a due guardiani. Qual è la tua domanda?

Risposta Risolutiva: "Se dovessi chiedere all'altro guardiano quale porta porta alla libertà, quale sarebbe la sua risposta?" Scegli la porta opposta rispetto a quella che il guardiano indicarebbe.

L'Enigma del Pastore e delle Pecore:

Un pastore ha 17 pecore. Tutte tranne 9 muoiono. Quante pecore gli restano?

Risposta Risolutiva: Tutte. Il fatto che tranne 9 muoiono non implica che le altre 9 non siano più vive.

L'Indovinello del Peso Esatto:

Hai otto sfere identiche, ma una pesa meno del resto. Hai una bilancia a due piatti. Come puoi trovare la sfera più leggera in soli due pesi?

Risposta Risolutiva: Dividi le otto sfere in tre gruppi: tre, tre, e due. Pesa i due gruppi di tre tra loro. Se uno pesa meno, il gruppo contenente la sfera più leggera è stato identificato. Se pesano uguale, la sfera più leggera è nel gruppo di due. Pesa due delle tre sfere per trovare quella più leggera.

L'Enigma del Tempo:

Cosa può essere misurato ma non può essere visto?

Risposta Risolutiva: Il tempo.

L'Indovinello del Numero Misterioso:

Sono un numero compreso tra 1 e 100. Se mi aggiungi il doppio, ottieni 60. Qual è il mio numero?

Risposta Risolutiva: Il numero è 20.

L'Enigma del Calendario:

Qual è l'unico mese con un numero di giorni che è uguale al numero delle lettere nel suo nome?

Risposta Risolutiva: Il mese è agosto.

L'Indovinello del Fiume:

Chi sono io? Corro senza sosta, ma non sono mai stanco. Posso attraversare paesi e città, ma non ho gambe. Chi sono?

Risposta Risolutiva: Un fiume.

L'Enigma del Cappello:

In una stanza ci sono tre persone. Ognuna ha un cappello sulla testa, ma non possono vedere il proprio. Il cappello può essere rosso o blu. Nessuno può parlare o comunicare in alcun modo. Come fanno a sapere di che colore è il proprio cappello?

Risposta Risolutiva: Se una persona vede due cappelli dello stesso colore, il suo è dell'altro colore. Se vede due cappelli di colore diverso, il suo è dello stesso colore di uno di quelli.

L'Indovinello del Treno:

Un treno parte da una città e viaggia ad una velocità costante di 60 miglia all'ora. Un altro treno parte dalla stessa città, nello stesso momento, ma viaggia a una velocità costante di 30 miglia all'ora. Dopo quanto tempo il secondo treno sarà a 30 miglia di distanza dalla città?

Risposta Risolutiva: Mai, perché il secondo treno parte nella stessa direzione del primo e non si avvicineranno mai tra loro.

Capitolo 6: Enigmi Matematici

Benvenuto nel capitolo dedicato agli enigmi matematici, dove la mente si sfida attraverso il calcolo e il ragionamento logico. Preparati a mettere alla prova le tue abilità con questi enigmi intriganti.

Il Calcolo Percentuale:

Quanto fa il 15% di 80?

Risposta Risolutiva: Il 15% di 80 è 12.

L'Enigma delle Lampadine e degli Interruttori:

Se sei in una stanza con tre lampadine e hai tre interruttori, come fai a capire quale interruttore accende quale lampadina senza entrare nella stanza?

Risposta Risolutiva: Accendi il primo interruttore e lascialo acceso per qualche minuto. Quindi spegnilo e accendi il secondo interruttore. Entra nella stanza. La lampadina accesa corrisponderà all'interruttore che hai acceso per primo. Quella spenta ma ancora calda sarà collegata al secondo interruttore, e quella spenta e fredda sarà collegata al terzo interruttore.

L'Indovinello del Viaggiatore:

Un viaggiatore parte dalla città A alle 8:00 e viaggia a 60 miglia all'ora. Un altro viaggiatore parte dalla città B alle 10:00 e viaggia a 75 miglia all'ora. A che ora si incontreranno?

Risposta Risolutiva: Si incontreranno alle 12:00, poiché avranno viaggiato per lo stesso periodo di tempo.

L'Enigma della Sequenza:

Qual è la prossima cifra in questa sequenza: 2, 6, 12, 20, ...?

Risposta Risolutiva: La sequenza segue un modello di somma crescente di numeri dispari. Quindi, la prossima cifra è ottenuta sommando 8 (2+2), che è 28.

L'Indovinello delle Età:

Se la somma delle età di Anna e Luca è 35 e Anna è più giovane di Luca di 5 anni, qual è l'età di ciascuno?

Risposta Risolutiva: Anna ha 15 anni e Luca ha 20 anni.

L'Enigma del Quadrato Perfetto:

Qual è il più grande numero a due cifre che è un quadrato perfetto?

Risposta Risolutiva: Il più grande numero a due cifre che è un quadrato perfetto è 81 (9x9).

L'Indovinello delle Monete:

In una scatola ci sono 30 monete. Alcune sono da 5 centesimi, altre da 2 centesimi. La somma totale è 80 centesimi. Quante monete da 5 centesimi ci sono?

Risposta Risolutiva: Ci sono 16 monete da 5 centesimi e 14 monete da 2 centesimi.

L'Enigma della Divisione:

Trova il risultato di: $(120 \div 4) + (5 \times 2)$.

Risposta Risolutiva: Il risultato è 35.

L'Indovinello delle Frazioni:

Se aggiungi un terzo di un numero a un quinto dello stesso numero, qual è la frazione del numero risultante?

Risposta Risolutiva: La frazione è 8/15.

L'Enigma della Somma Consecutiva:

Qual è la somma dei primi 20 numeri naturali?

Risposta Risolutiva: La somma è 210.

Capitolo 7: Il Bagno dell'Arte - Indovinelli Artistici

Benvenuto nel Bagno dell'Arte, dove l'ispirazione artistica si unisce al mistero. Ogni enigma ti condurrà attraverso opere d'arte celebri e misteri nascosti. Sfida la tua conoscenza artistica e risolvi questi enigmi creativi.

Enigma 1: La Gioconda Misteriosa

Nella stanza dell'arte, una replica della Gioconda sorride enigmaticamente. Chi è l'artista che ha dipinto questo capolavoro?

A) Vincent van Gogh
B) Leonardo da Vinci
C) Pablo Picasso
D) Michelangelo

Enigma 2: Il Grido Nascosto

Sulla parete, "Il Grido" evoca emozioni intense. Chi è l'artista di questa espressione artistica?

A) Edvard Munch
B) Claude Monet
C) Georgia O'Keeffe
D) Salvador Dalí

Enigma 3: Il Bacio Incantato

Due amanti si abbracciano in una scultura chiamata "Il Bacio." Chi è l'artista di questa opera romantica?

A) Auguste Rodin
B) Leonardo da Vinci
C) Michelangelo
D) Gian Lorenzo Bernini

Enigma 4: La Notte Stellata

Il cielo notturno prende vita in "La Notte Stellata." Chi è l'artista di questo capolavoro impressionista?

A) Vincent van Gogh
B) Pablo Picasso
C) Claude Monet
D) Henri Matisse

Enigma 5: Il Cavallo di Leonardo

In un angolo del Bagno dell'Arte, c'è un disegno di un cavallo volante. Chi è l'artista che ha realizzato questo progetto visionario?

A) Pablo Picasso
B) Leonardo da Vinci
C) Vincent van Gogh
D) Michelangelo

Enigma 6: L'Urlo di Matisse

Una tela vibrante con colori audaci e linee dinamiche: chi è l'artista di "L'Urlo"?

A) Henri Matisse
B) Jackson Pollock
C) Wassily Kandinsky
D) Paul Cézanne

Enigma 7: La Persistenza della Memoria

Orologi molli si sciolgono su uno sfondo surreale. Chi è l'artista che ha catturato il concetto di tempo in "La Persistenza della Memoria"?

A) Salvador Dalí
B) René Magritte
C) Frida Kahlo
D) Joan Miró

Enigma 8: La Libertà Guidando il Popolo

Un'iconica rappresentazione della libertà e della rivoluzione. Chi è l'artista di "La Libertà Guidando il Popolo"?

A) Eugène Delacroix
B) Édouard Manet
C) Gustave Courbet
D) Paul Gauguin

Enigma 9: Il Giardino delle Delizie

Un dipinto intricato raffigurante il paradiso, l'inferno e la vita terrena. Chi è l'artista di "Il Giardino delle Delizie"?

A) Hieronymus Bosch
B) Caravaggio
C) Sandro Botticelli
D) Titian

Enigma 10: I Girasoli Infiniti

Un campo dorato di girasoli che sembra estendersi all'infinito. Chi è l'artista di questa serie celebre?

A) Vincent van Gogh
B) Georgia O'Keeffe
C) Claude Monet
D) Pierre-Auguste Renoir

ecco le soluzioni agli enigmi artistici del Bagno dell'Arte:

Enigma 1: La Gioconda Misteriosa

Risposta: B) Leonardo da Vinci

Enigma 2: Il Grido Nascosto

Risposta: A) Edvard Munch

Enigma 3: Il Bacio Incantato

Risposta: A) Auguste Rodin

Enigma 4: La Notte Stellata

Risposta: A) Vincent van Gogh

Enigma 5: Il Cavallo di Leonardo

Risposta: B) Leonardo da Vinci

Enigma 6: L'Urlo di Matisse

Risposta: A) Henri Matisse

Enigma 7: La Persistenza della Memoria

Risposta: A) Salvador Dalí

Enigma 8: La Libertà Guidando il Popolo

Risposta: A) Eugène Delacroix

Enigma 9: Il Giardino delle Delizie

Risposta: A) Hieronymus Bosch

Enigma 10: I Girasoli Infiniti

Risposta: A) Vincent van Gogh

Capitolo 8: Il Bosco Incantato Benvenuto nel Regno delle Fiabe

Il capitolo dove i boschi sono popolati da creature mistiche e incantevoli. Risolvi gli enigmi di questo bosco per guadagnare il passaggio alla prossima avventura!

Enigma 1: La Trappola del Cappello di Alice Nel Paese delle Meraviglie, Alice ha un cappello magico che cambia forma ogni volta che qualcuno cerca di indovinare quale animale vi sia nascosto. Chi riesce a indovinare il vero animale sotto al cappello? Risposta: Il Gatto Cheshire

Enigma 2: Il Segreto della Principessa Addormentata La Principessa Addormentata è stata svegliata da un bacio del Principe, ma cosa ha sognato durante il lungo sonno? Risposta: Un regno di sogni incantati

Enigma 3: Il Viaggio di Cenerentola Cenerentola aveva un mezzo di trasporto speciale per il ballo. Qual è il mezzo che la portava dal suo mondo a quello della magia? Risposta: Una carrozza di zucca

Enigma 4: Il Colore dei Capelli di Rapunzel
Rapunzel ha capelli lunghi e magici, ma di che
colore sono? Risposta: Biondi

Enigma 5: La Sfida della Pecora Contante di Re
Mida Re Mida aveva il potere di trasformare tutto
in oro con un tocco. Quale animale ha sfidato
questo potere e ha sfuggito alla trasformazione?
Risposta: La Pecora Contante

Enigma 6: Il Mondo Sottosopra di Peter Pan Peter
Pan vive in un luogo speciale dove le regole
normali non si applicano. Come si chiama questo
luogo incantato? Risposta: Neverland

Enigma 7: Il Libro Magico di Belle Belle adora
leggere libri, ma c'è un libro speciale nella sua
storia. Qual è il titolo del libro incantato che le
permette di viaggiare in altri mondi? Risposta: La
Rosa Incantata

Enigma 8: Il Tesoro Nascosto di Aladino Aladino ha
trovato un oggetto magico nella Caverna delle
Meraviglie. Cosa ha toccato per attivare il suo
potere? Risposta: La Lampada Magica

Enigma 9: Il Viaggio nel Paese del Levare del Sole di
Mulan Mulan ha affrontato una grande avventura

per salvare il suo paese. In quale paese si svolge principalmente la sua storia? Risposta: Cina

Enigma 10: La Ricerca del Nome Vero di Rumpelstiltskin Rumpelstiltskin ha un nome segreto che nessuno conosce. Come lo scopre la Principessa? Risposta: Indovinando il suo nome

CAPITOLO 9 – ENIGMI SPORTIVI

Benvenuto nel mondo degli enigmi sportivi, dove sfiderai la tua conoscenza su atleti, squadre e eventi leggendari. Mettiti alla prova con domande intriganti e scopri quanto realmente sai del fantastico universo dello sport. Da leggende del calcio a campioni olimpici, preparati a immergerti in enigmi coinvolgenti dedicati agli eroi e alle sfide che hanno fatto la storia dello sport. Pronto a mostrare la tua abilità sportiva nel risolvere enigmi? Let's play!

Enigma 1: La Leggenda del Pallone Rotondo Chi è considerato il "Re" del calcio, famoso per i suoi dribbling magici e i numerosi trofei vinti? Risposta: a) Lionel Messi b) Cristiano Ronaldo

Enigma 2: L'Olimpo dell'Atletica Leggera Qual è la specialità delle Olimpiadi in cui gli atleti corrono, saltano e lanciano? Risposta: a) Atletica b) Nuoto

Enigma 3: Il Mistero del Pugile Invincibile Questo pugile è noto per la sua imbattibilità e la sua personalità carismatica. Chi è? Risposta: a) Mike Tyson b) Muhammad Ali

Enigma 4: Il Segreto del Grande Slam In tennis, vincere tutti e quattro i tornei del Grande Slam in un solo anno è noto come: Risposta: a) Grande Slam b) Ciclo del Grande Slam

Enigma 5: L'Enigma del Campione del Tennis Tavolo Questo giocatore cinese è una leggenda nel tennis tavolo, con numerosi titoli mondiali. Chi è? Risposta: a) Ma Long b) Timo Boll

Enigma 6: Il Misterioso Giocatore di Scacchi Considerato uno dei più grandi giocatori di scacchi di tutti i tempi, è noto per la sua mente geniale. Chi è? Risposta: a) Magnus Carlsen b) Bobby Fischer

Enigma 7: La Sfida delle Olimpiadi Invernali In quale sport invernale gli atleti scivolano lungo un tracciato ghiacciato, cercando di raggiungere la massima velocità? Risposta: a) Sci Alpino b) Skeleton

Enigma 8: Il Rompicapo del Campione di Formula 1 Questo pilota britannico ha vinto numerosi titoli mondiali di Formula 1. Chi è? Risposta: a) Lewis Hamilton b) Sebastian Vettel

Enigma 9: Il Labirinto del Campionato di Basket Qual è il nome del torneo di basket maschile

universitario più importante negli Stati Uniti?
Risposta: a) NBA Finals b) March Madness

Enigma 10: Il Codice del Campione di Golf Quanti colpi totali si dovrebbero fare per completare una partita standard di golf? Risposta: a) 72 b) 100

Ecco le risposte agli enigmi sportivi:

Enigma 1: La Leggenda del Pallone Rotondo

Risposta: a) Lionel Messi

Enigma 2: L'Olimpo dell'Atletica Leggera

Risposta: a) Atletica

Enigma 3: Il Mistero del Pugile Invincibile

Risposta: b) Muhammad Ali

Enigma 4: Il Segreto del Grande Slam

Risposta: b) Ciclo del Grande Slam

Enigma 5: L'Enigma del Campione del Tennis Tavolo

Risposta: a) Ma Long

Enigma 6: Il Misterioso Giocatore di Scacchi

Risposta: a) Magnus Carlsen

Enigma 7: La Sfida delle Olimpiadi Invernali

Risposta: b) Skeleton

Enigma 8: Il Rompicapo del Campione di Formula 1

Risposta: a) Lewis Hamilton

Enigma 9: Il Labirinto del Campionato di Basket

Risposta: b) March Madness

Enigma 10: Il Codice del Campione di Golf

Risposta: a) 72

CAPITOLO 10 – LA CUCINA DGLI ENIGMI

Benvenuto nella deliziosa avventura de "La Cucina degli Enigmi", dove il sapore dell'enigma si mescola con l'arte culinaria! Preparati a immergerti in un mondo di sapori, ingredienti misteriosi e piatti prelibati. Questo capitolo ti sfiderà a mettere alla prova non solo la tua conoscenza della cucina internazionale, ma anche la tua abilità nel risolvere enigmi culinari intriganti. Affila le tue conoscenze gastronomiche e preparati a gustare ogni risposta come un delizioso boccone di conoscenza. Che l'avventura culinaria abbia inizio!

Enigma 1: Il Segreto del Cuoco Master Chi è il famoso chef televisivo noto per la sua abilità culinaria e il suo carattere esuberante? a) Gordon Ramsay b) Jamie Oliver c) Massimo Bottura

Enigma 2: L'Ingrediente Misterioso Qual è l'ingrediente principale nella famosa zuppa francese "Bouillabaisse"? a) Pesce b) Agnello c) Pomodoro

Enigma 3: La Ricetta Segreta della Carbonara Qual è l'ingrediente principale nella classica pasta alla carbonara? a) Pancetta b) Salsiccia c) Prosciutto

Enigma 4: Il Dolce Labirinto della Tiramisù Da quale regione italiana proviene il celebre dessert Tiramisù? a) Veneto b) Toscana c) Sicilia

Enigma 5: Il Puzzle del Sushi Giapponese Cosa significa la parola giapponese "Sashimi" nella cucina? a) Frittura b) Pesce Crudo c) Zuppa

Enigma 6: L'Arte dell'Arrosto Perfetto Quale parte del manzo è comunemente utilizzata per preparare un arrosto? a) Filetto b) Costata c) Collo

Enigma 7: Il Quiz della Pizza Napoletana Qual è l'ingrediente essenziale per una vera pizza napoletana margherita? a) Basilico b) Funghi c) Peperoni

Enigma 8: L'Enigma del Formaggio Francese Da quale regione francese proviene il formaggio Brie? a) Borgogna b) Île-de-France c) Provenza

Enigma 9: La Magia della Paella Spagnola Qual è l'ingrediente principale nella paella spagnola tradizionale? a) Pollo b) Pesce c) Coniglio

Enigma 10: Il Codice della Cucina Indiana Cosa rende piccante il curry indiano? a) Pepe b) Zenzero c) Peperoncino

Ecco le risposte agli enigmi della cucina:

Enigma 1: Il Segreto del Cuoco Master

Risposta: a) Gordon Ramsay

Enigma 2: L'Ingrediente Misterioso

Risposta: a) Pesce

Enigma 3: La Ricetta Segreta della Carbonara

Risposta: a) Pancetta

Enigma 4: Il Dolce Labirinto della Tiramisù

Risposta: a) Veneto

Enigma 5: Il Puzzle del Sushi Giapponese

Risposta: b) Pesce Crudo

Enigma 6: L'Arte dell'Arrosto Perfetto

Risposta: b) Costata

Enigma 7: Il Quiz della Pizza Napoletana

Risposta: a) Basilico

Enigma 8: L'Enigma del Formaggio Francese

Risposta: b) Île-de-France

Enigma 9: La Magia della Paella Spagnola

Risposta: c) Coniglio

Enigma 10: Il Codice della Cucina Indiana

Risposta: c) Peperoncino

Concludere un libro degli enigmi è come chiudere un cofanetto di segreti, ma il viaggio è stato appassionante e stimolante. Spero che tu abbia apprezzato le sfide intellettuali e le avventure misteriose che questo libro ti ha offerto. Che tu abbia risolto ogni enigma o che tu abbia ancora qualche mistero da svelare, ricorda che l'importante è il viaggio stesso.

L'universo degli enigmi è infinito, così come la tua sete di conoscenza. Che tu abbia riso, riflettuto o fatto una faccia interrogativa, l'obiettivo era rendere questo viaggio entusiasmante e divertente per te.

Grazie di esserti unito a noi in questo viaggio enigmatico. Che tu porti con te nuove intuizioni,

abilità risolutive o semplicemente un sorriso,
speriamo che il libro degli enigmi abbia aggiunto
un tocco di mistero e divertimento alla tua vita.
Alla prossima avventura enigmatica!